AF377239

RÉFLEXIONS

SUR

UN MÉMOIRE

ATTRIBUÉ

A SIR SIDNEY SMITH,

ET SUR LES INTÉRÊTS DE L'ANGLETERRE

DANS LA GUERRE D'ALGER.

PAR

UN OFFICIER DE LA MARINE ROYALE DE FRANCE.

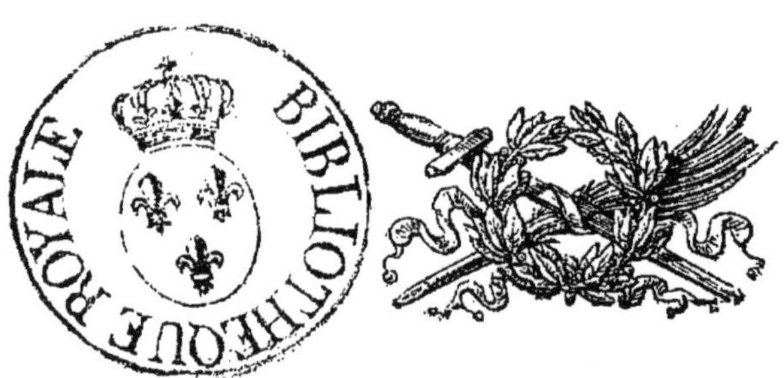

PARIS

A.-J. DÉNAIN, LIBRAIRE,

RUE VIVIENNE, N. 16.

1830

RÉFLEXIONS

SUR

UN MÉMOIRE

ATTRIBUÉ

A SIR SIDNEY SMITH.

« Une lettre de Paris, du 8 mai, porte en substance,
» que les espérances des Ministres sur l'expédition d'Al-
» ger sont considérablement diminuées depuis qu'on a
» reçu un Mémoire de sir Sidney Smith, et qu'on est
» convaincu que le vice-roi d'Egypte n'a nullement l'in-
» tention de coopérer avec les Français à l'attaque contre
» Alger. Le Mémoire de l'amiral fait connaître son opi-
» nion sur les résultats probables de l'expédition ; elle
» est fondée sur ses propres observations et sur celles
» d'officiers de terre et de mer qui ont servi contre Alger,
» et se trouve d'accord avec celle du capitaine Johnson,
» qui a déjà déclaré au gouvernement français que la seule
» manière d'attaquer Alger serait d'entrer dans le port,
» de détruire les fortifications à coups de canon et de
» débarquer ensuite. Quant au projet de débarquer les
» troupes sur la côte et d'aller ensuite investir et battre
» la ville, sir Sidney le regarde comme très-dangereux,
» et croit qu'il ne faut pas y penser ; tous les points où

» l'on pourrait effectuer le débarquement sont dominés
» par des batteries de gros calibre, qui couleraient à
» fond tous les canots qui arriveraient à portée, puisque
» la sonde prouve que les vaisseaux de haut bord ne
» pourraient approcher de la côte que de trois à quatre,
» milles, d'où il résulte que le débarquement des trou-
» pes ne serait pas couvert et deviendrait presque im-
» possible. Le gouvernement français a remercié sir
» Sidney de ses importans renseignemens, tout en re-
» grettant que le Mémoire fût venu trop tard pour avoir
» de l'influence sur sa détermination. »

Le *Constitutionnel* du 14 mai dernier ayant re-
produit cet extrait d'un journal de Londres (*The
Globe and Traveller*) sur un prétendu mémoire
qu'aurait présenté au gouvernement français, sur
l'expédition d'Alger, l'amiral sir Sidney Smith,
de la marine royale d'Angleterre, et les insinua-
tions que contient cet article pouvant donner lieu
à une fausse interprétation de l'opinion de la marine royale de France, sur le mode d'attaque qui
doit être préféré pour obtenir raison des insultes
faites par le dey d'Alger au pavillon français, et en
même temps inspirer des inquiétudes sur le résultat de l'expédition ; il paraît indispensable de rec-
tifier l'opinion qu'on pourrait se faire du prétendu
conseil donné par l'amiral anglais.

Sir Sidney Smith, comme officier de marine,

ne peut avoir pensé que ce n'était qu'en attaquant Alger du côté de la mer, exclusivement, qu'on pouvait se rendre maître de cette place; car il sait:

1°. Que lord Exmouth, si connu par sa brillante bravoure et les plus nobles services, n'a réellement réussi dans le traité qu'il imposa à Alger, que parce qu'il put se placer sans obstacle avec ses vaisseaux au pied des fortifications de cette ville, sous l'égide d'une négociation qu'il avait ouverte et qu'il faisait poursuivre, pendant qu'il manœuvrait pour venir occuper cette position; et que loin de pouvoir imposer de plus dures conditions qu'il ne l'a fait dans cette circonstance mémorable, il a dû se servir de l'habileté qui le distingue, pour rouvrir une négociation, pendant la durée de laquelle il s'est retiré de la noble mais dangereuse position qu'il avait prise.

2°. Sir Sidney Smith sait que, depuis cette époque, les Algériens se sont prémunis contre des attaques de cette nature, par des batteries très-fortes qui couvrent de l'enfilade celles qui existaient déjà, et battraient en enfilade les vaisseaux qui s'en approcheraient.

3°. Sir Sidney Smith sait également que, ne pouvant plus compter sur la candeur des Algériens, au point d'espérer qu'ils permettraient encore de venir sans obstacle choisir sa position de combat, une attaque de vive force du côté de la mer aurait pour résultat inévitable l'anéantissement de tous les vaisseaux de guerre qui la tenteraient; car une attaque de cette nature ne peut s'exécuter que par des vents du nord à l'est et par une brise modérée ; le trajet serait donc fort lent, et les vaisseaux présentant forcément et en même temps, et le *travers* et l'*avant* aux fortifications, seraient sans nul doute tellement maltraités avant d'arriver à leurs postes respectifs, que probablement sans câbles et sans ancres en y arrivant, ils iraient à la côte, la direction des vents ne laissant aucune chance pour prévenir le naufrage. Quant à l'attaque, avec un vent seulement frais, elle ne serait pas admissible, quand bien même le système de défense serait moins formidable : car en supposant que les vaisseaux destinés à présenter le combat le fussent également à fixer leur position sur la direction de leurs câbles et de leurs ancres, ils ne résisteraient pas probablement à l'effort du vent, et ils chasseraient. C'est assez prouver que ceux qui seraient destinés à combattre en s'embossant, seraient, dès en mouillant et par le seul effet du vent, exposés éminemment à un naufrage.

Mais en admettant que ces vaisseaux, malgré leurs avaries, eussent cependant conservé les moyens de s'embosser avec sûreté, et qu'ils eussent non-seulement échappé à leur destruction probable de la part des nombreuses fortifications dont ils étaient dominés dans tous les sens, mais encore réussi à faire taire les batteries, est-il supposable qu'il resterait à l'escadre les moyens d'un débarquement pour essayer la réduction d'Alger par un assaut? Avec l'expérience des combats, on sait qu'après une action, il ne reste plus en général une embarcation en état de prendre la mer, et que, d'ailleurs, les moyens de les y mettre n'existent plus pour le moment, les boulets en ayant fait également raison. Et si l'on croit un assaut facile devant tous les débris des murailles du front de la place et de toutes les maisons qui, par leur destruction, ajoutent de grandes difficultés qu'il faut vaincre pour passer outre, il suffit, je crois, de se rappeler le siége de Sarragosse, que, dans ce cas, on pourrait comparer à celui d'Alger, et où les premiers soldats du monde ont été arrêtés par les ressources que fournissait aux défenseurs de la place la possession de chaque maison où ils s'étaient réfugiés et fortifiés.

On a donc été très-judicieux en ordonnant le siége d'Alger par terre : mais ce mode de siége n'exclut pas le bombardement par mer; il est même d'une grande importance pour avancer et pour assurer le succès. Les bombardes, *nos nouvelles surtout*, pouvant agir de toute leur puissance, en prenant une position éloignée de la portée du canon de la place, et à peine exposées à celle des mortiers, n'auront aucun danger à redouter sous ce rapport; car, quoique les Algériens soient assez bons canonniers derrière des fortifications, ils sont tout-à-fait étrangers aux principes du jet des bombes: on peut même inférer de leur position de combat qu'elles seraient ainsi prémunies contre les dangers nautiques.

Quoiqu'il ne soit pas dans l'usage de la marine anglaise d'être familière avec les mouvemens des armées de terre, il est cependant peu probable que sir Sidney Smith ait pronostiqué le non succès de l'armée expéditionnaire d'Afrique dans les opérations de siége. Au reste, on peut avoir sa bravoure et le caractère chevaleresque qui a marqué sa carrière, et être étranger à une telle question. Il doit lui suffire, malgré tout, d'avoir été témoin et acteur dans la défense de Saint-Jean-d'Acre, pour mieux juger de ce que des Français peuvent sur le sort d'un Etat dont il faut enfin faire raison pour l'honneur de la France et dans les intérêts de l'Europe civilisée; car en se rappelant l'absence presque totale des moyens de siége dans notre admirable armée devant Saint-Jean-d'Acre, et en y comparant ceux que le Roi a donnés à celle à qui est confié l'honneur de prendre Alger, on doit être sans inquiétude sur le résultat de cette expédition. On peut donc affirmer que sir Sidney Smith n'a jamais fait ni présenté un mémoire aussi étranger à tout raisonnement et à son caractère trop honorablement connu, pour qu'on puisse le soupçonner d'avoir voulu semer des inquiétudes dans l'esprit du public; ce qu'on ne pourrait attendre que des préjugés et de l'esprit de rivalité de ces hommes qu'on trouve dans tous les pays, et dont l'Angleterre n'est pas par conséquent exempte elle-même.

Il est cependant vrai que quelques personnes ont trop présumé des moyens dont abonde l'expédition d'Afrique, en disant que les succès seraient prompts, et mériteraient ainsi peu de félicitations. Il faut au contraire, comme cela est effectivement vrai, que l'Armée et la France sachent que les difficultés que rencontrera la première, seront tout-à-fait dignes du zèle et du dévouement qui la distinguent d'une manière si honorable; qu'en admettant même quelque défection dans les confédérés barbares, les succès ne peuvent être obtenus que lentement, au point enfin que la saison peut être assez avancée, au moment où Alger sera réduit, pour qu'une partie de l'Armée soit obligée d'y passer l'hiver; car il sera impossible d'évacuer à temps tout le matériel qui se rattache à cette expédition, quand bien même, en vainqueur trop généreux, on voudrait se contenter des promesses d'un gouvernement qui, dans les intérêts de l'Europe, et même dans ceux des différentes populations qu'il tient sous le joug le plus affreux, a besoin d'être tenu en tutelle pendant quelque temps. Car, rendre ce gouvernement à lui-même, sous d'humbles promesses de paix et d'indemnité, ce serait le rendre à toutes ses déprédations. Détruire les fortifications et le port est aussi, au jugement de beaucoup de gens, une mesure sage et une vengeance digne d'une grande nation; mais avec un peu de réflexion sur le caractère et les mœurs de ces hordes de barbares, il est facile de reconnaître qu'une telle conduite ne serait nullement conforme à la dignité et à la sagesse, et l'on peut s'en rapporter au noble caractère qui distingue le Roi à cet égard. Il sait qu'un acte de cette nature serait contre l'humanité en général, et contre tous les intérêts de la chrétienté; d'abord, en ce que privant ce pays des rapports commerciaux auxquels il est déjà accoutumé, il reculerait l'époque de la civilisation, et n'empêcherait pas que, dans toute l'étendue des côtes qui le bordent, des essaims de petits corsaires et même de bateaux à rames ne vinssent constamment inquiéter les bâtimens du commerce de la Méditerranée, et cela, sans que les bâtimens de guerre pussent l'empêcher, malgré leur vigilance, et les dépenses que le blocus exigerait. Quelque durée que la sagesse du Roi ait donc jugé devoir donner à l'occupation d'Alger, une telle mesure ne peut provoquer la jalousie d'aucune puissance européenne; car elle est toute dans leur intérêt, et dans ceux de l'humanité, quoi qu'en puissent dire quelques folliculaires d'Angleterre, dont la nation et les hommes politiques qu'elle renferme savent faire raison; mais il faut que ces individus, pour vivre, spéculent sur la crédulité du vulgaire. Avec un peu de réflexion, peut-on supposer que, si la France reconnaissait la nécessité de coloniser en Afrique, le Roi, s'éloignant de sa bienveillante sollicitude pour son royaume, fixât si près de la France le centre de production des denrées coloniales, dont la consommation est devenue un des premiers besoins, et condamnât ainsi les colonies, qui lui appartiennent à d'aussi justes titres que les départemens, puisqu'elles sont composées de Français qui ont les mêmes droits sur son cœur, et en résultat sapât si impolitiquement la base la plus fondamentale de sa propriété, et par conséquent de son existence politique ? Dès lors le commerce maritime perdrait naturellement de son extension, et exposerait le littoral à manquer de moyens d'existence, qu'il tient exclusivement de l'activité commerciale; et de là toutes les conséquences qui peuvent en résulter.

Il est sans doute de l'essence d'un gouvernement représentatif de raisonner et de commenter sur tous les événemens et circonstances d'un intérêt public, et la presse a le droit de s'emparer de l'examen des questions qui s'y rattachent. Cette surveillance a son utilité sans doute; mais exercée avec une extension trop générale, elle est susceptible de s'égarer. Il est d'ailleurs des matières où, après avoir exprimé toute sa pensée, il est dans les convenances de ne plus répéter, ou ses propres paroles, ou ce qu'on rencontre dans quelques journaux anglais; l'expédition d'Afrique surtout est une de celles qui doivent engager dorénavant à une très-grande réserve. Pleines du plus noble dévouement, les armées de terre et de mer qui concourent à cette importante et indispensable expédition, sont parties avec une ardeur qui a fait l'admiration de Monseigneur le Dauphin, si juste appréciateur de ce noble sentiment, et de toutes les personnes qui ont été à même de les juger. Les vœux de la France entière les accompagnent. Toute réflexion qui pourrait à présent faire la critique des motifs de cette expédition, et des moyens qu'on a dû y employer, et par là inspirer des inquiétudes sur les résultats qu'elle amènera, si, comme il faut l'espérer, et comme le temps semble l'annoncer, les élémens ne s'opposent pas au débarquement; toute réflexion, dis-je, de cette nature serait peu française.

L'on ne peut se dissimuler sans doute que l'expédition, préparée plus à temps, pouvait s'exécuter avec plus d'économie d'argent, et même dans une saison moins avancée; mais il ne pouvait être dans le caractère du Roi, investi souverainement de l'initiative, de décider de la guerre, pour venger les outrages faits à la France, ou en défendre les intérêts, de l'ordonner contre Alger avec cet appareil, tant que l'espoir de faire réparer ces outrages existait encore. Louis XVI disait : « Qu'on compromette, s'il le faut, un de mes vaisseaux pour sauver la vie d'un matelot tombé à la mer ». Charles X, aussi noblement avare de la vie de ses sujets, n'a dû se décider à ordonner l'expédition d'Afrique, qu'après avoir humainement tout fait pour conserver la paix.

Le journal anglais déjà cité a affirmé avec une assurance vraiment admirable *que l'affaire d'Alger s'embrouillait, et que l'on armait dans les ports d'Angleterre ;* il a fait enfin une comparaison si judicieuse des marines respectives des deux puissances, qu'il a laissé suffisamment entendre que toute prétention d'agir selon la dignité et les intérêts les plus précieux de la France (dans lesquels l'Europe entière et l'humanité surtout, quoiqu'il ne le dise pas, sont de moitié) serait despotiquement réprimée. Mais qu'on ne se livre à aucune inquiétude à cet égard. Telle qu'est actuellement la marine française, le gouvernement anglais, mieux informé de nos ressources, ne suivra pas les conseils d'une telle politique; et si le journaliste si confiant ignore les circonstances qui ont si heureusement déterminé la supériorité de la marine anglaise en 1794, quelques membres du gouvernement peuvent se rappeler que les succès fameux de cette époque furent dûs à la lâcheté d'un proconsul de ces malheureux temps, qui ordonna la retraite de la flotte française , et que ce n'est qu'après cette retraite que lord Howe se détermina à se porter sur ses vaisseaux délabrés et sur ceux des nôtres qui se trouvaient parmi eux. Car si la flotte anglaise avait réellement vaincu , elle aurait essayé la destruction de la nôtre, en la poursuivant. Les armées de mer ont cela de différent des armées de terre, que, si ces dernières ne peuvent pas toujours, en raison de la configuration des lieux où elles combattent, poursuivre les ennemis dans leur fuite, les premières le peuvent toujours, à moins qu'un port bien fermé, bien défendu, ne soit là pour recevoir les vaisseaux qui fuient ; or, non-seulement l'armée française ne fut pas poursuivie, mais même la flotte ennemie n'osa pas s'emparer du vaisseau à trois ponts serre-file de l'escadre française, qu'elle avait fait réduire dans l'attaque exécutée par une avant-garde de sept à huit vaisseaux pendant la nuit ; et ce vaisseau, qui, ayant perdu tous ses mâts et les trois quarts de son équipage, eût amené son pavillon, rentra sans opposition à Rochefort.

Qu'on se rassure donc sur l'état réel de cette question, si importante pour la considération dont doit jouir cette belle France dans les intérêts même de l'Europe entière. Toute la nation anglaise est d'ailleurs là pour conseiller le gouvernement anglais, si, oubliant les vrais intérêts de l'Etat, il provoquait la France à une guerre qui deviendrait celle du monde entier. Avec son esprit mercantile (esprit qu'on n'estime pas assez partout), cette nation a acquis un tact en politique qui l'éclaire trop bien sur ses vrais intérêts, pour ne pas reconnaître que son état commercial est au plus haut période de son existence, et que cette existence dérivant de sources trop éloignées de la métropole, et en même temps gigantesquement étendues, il suffirait de quelques heureux efforts de la part de la France, pour compromettre sa prospérité, et par conséquent son existence politique. Il est d'ailleurs dans les nécessités de l'ordre politique du siècle qu'une injuste agression contre la France mettrait la Russie surtout en mouvement, et si cette puissance, avec de bien faibles efforts, a déjà réussi à dominer la Perse, de nouvelles dispositions de sa part forceraient bientôt ce gouvernement à porter ses armes vers l'Orient, où elles seraient accompagnées de baïonnettes russes : on sait que les peuples belliqueux qui bordent l'Indus n'attendent que l'instant de se jeter sur la péninsule de l'Inde, où ils trouveraient de précieux alliés dans les États démembrés de ces contrées par la politique ambitieuse du marquis de Wellesley, et contre l'opinion et les intérêts de la Compagnie anglaise, et dans les mercenaires indigènes, actuellement soudoyés pour la défense des possessions anglaises [1]. Que la France ne croie donc pas à une telle extravagance de la part du gouvernement anglais. Le conseil de la Compagnie des Indes, composé de grandes

---

[1] En 1791, on a vu des cavaliers de Tipo-Saeb se montrer presque sur les glacis de Madras, et sans la réunion de toute l'armée anglaise sous lord Cornwallis et les secours d'argent des banques qui suspendirent tout paiement particulier à cet effet, l'autorité anglaise était anéantie. De 1801 à 1804, elle l'eût été sans nul doute, d'abord sans la faute de Tipo-Saeb, qui laissa l'armée anglaise franchir les *gâtes* sans opposition, et ensuite sans le lâche abandon du personnage qui faisait l'intérim du commandement de M. de Boigne chez Sindia, M. de Boigne étant alors en congé en Angleterre, où le mauvais état de sa santé le retenait impérieusement; et Holquar, accablé par le nombre, se trouva dès-lors obligé de faire la paix.

notabilités et de très-grandes capacités, est aussi d'ailleurs là pour le prémunir contre une telle faute. L'on affecte toujours de dire qu'il importe à l'Angleterre de ne pas souffrir les progrès de la marine française; il suffirait de répondre à cela que le reste de l'Europe a un intérêt éminemment contraire. Mais qu'on s'en rapporte aux lumières qu'ont puisées les Anglais dans leurs fréquentes communications avec la France, où leur esprit investigateur les a mis bientôt à même de reconnaître que par les ressources de ses productions territoriales et du développement progressif de son industrie, ayant d'abondans élémens de prospérité et de bonheur, elle sera toujours intéressée à une paix durable, et qu'une marine respectable est indispensable, mais seulement pour la protection de son commerce, et pour repousser toute agression qui voudrait toucher à de si grands intérêts.

Au reste, l'expédition d'Alger présente déjà ce résultat heureux, qu'au jugement de l'Europe entière la France a prouvé, par ce qu'elle vient d'improviser en marine, ce qu'elle serait capable de faire, si des circonstances d'un intérêt général exigeaient l'énergie de toutes ses ressources.

www.ingramcontent.com/pod-product-compliance
Ingram Content Group UK Ltd.
Pitfield, Milton Keynes, MK11 3LW, UK
UKHW020921140726
13695UKWH00006B/2635